身体の健康　講義ノート
──表現活動を長く楽しむために──

山本智子著

開成出版

「身体の健康A・B」を学ぶみなさんに

　「身体の健康A・B」は、人のからだのしくみやはたらき（主にA）、ならびに、問題（主にB）に関する学習を支援する授業です。学科、専攻にかかわらず、多様なみなさんが学習することができる教科として開講しています。

　まず、第Ⅰ部の「身体の健康A」では、身体の探究をとおしまして、自分や身近な大切な人の身体および健康に関して気づいたり、考えたり、行動したりできるような内容でもって構成するように努めました。

　一方、第Ⅱ部の「身体の健康B」では、身体の健康にかかわる近年の動向をふまえまして、表現を専門とする学生のみなさんに学んでほしい主題を中心に構成するように心掛けました。

　表現にかかわるみなさんにとりましても、健康であることは重要な課題であるかもしれません。みなさん自身が健康でありますために、また、誰かが健康でありますことを支援しますために、本書をとおして学習を支援する成果が得られますことを心から願っています。

著者
国立音楽大学　音楽学部
准教授
教職課程
山本　智子

目次

第Ⅰ部　身体のしくみにかかわる探究

第Ⅱ部　身体のはたらきにかかわる探究

第Ⅰ部　身体のしくみにかかわる探究

「身体の健康 A」第 1 講

ガイダンス

1.　今日の目標
　（1）「身体の健康 A」の目標、内容、方法および評価について説明できる。

2.　　「身体の健康 A」の目標

　　　・

3.　　「身体の健康 A」の内容
　　・<u>細胞</u>、

　　・<u>食</u>にかかわる<u>しくみ</u>（消化器）、

　　・<u>血液</u>のはなし（血液）、<u>血のめぐり</u>（循環器）、<u>呼吸</u>について（呼吸器）、

　　・<u>おしっこ</u>（尿）のはなし（泌尿器）、<u>ホルモン</u>とは（内分泌器）、

　　・<u>神経</u>のしくみ（神経）、<u>感覚</u>にかかわるはたらき（感覚器）、

　　・<u>お下</u>のはなし（生殖器）

4.　　「身体の健康 A」の方法
　　講義、課題および検討

5.　　「身体の健康 A」の評価
　　試験、課題および参加態度

6. 「身体の健康」と私

身体の健康と細胞

1. 今日の目標
（1）細胞について説明できる。

2. 細胞とは
・　　　　　　　　現象を司る最小の構成単位
　ウイルスは、細胞をもたず、他細胞を利用して分裂増殖する。

・　　　　　　　　17 世紀　イギリス　物理学者　R. フックにより発見。
　顕微鏡の発明直後に、コルク切片を観察し、壁で仕切られた小さな構造 cella を発見。
　1838 年　M. シュライデン　植物の、1839 年　T. シュワン動物の、細胞説主張。

・生物：「　　　　生物」（細胞の中に核膜のある核をもつ）と「　　　　生物」に分類。

・生体を構成する要素：　　　　　　　　＞　　　　　　　　＞

・人体：約　　　兆（37 兆説あり）個の細胞の集合体。　細胞は　　　種以上にのぼる。

3. 細胞の構造　　★後掲　参考資料「細胞の構造」　参照
　「細胞もまた細胞により構成される。」（19 世紀　ドイツ　R. Virchow）

・　　　　　　　：　生物の設計図。核の中に含まれる。
　　細胞分裂の際、棒状の形に変化して染色体を形成、複製された染色体が
それぞれの細胞に分かれ、分裂が完了。
　　核の DNA は両親から半分ずつ受け継いだもので、顔、体型、性格が似る。
　　（精子が運ぶのは核内の DNA だけ。　核内の情報のみを伝える。）

・　　　　　　　：　ミトコンドリア、小胞体、ゴルジ体、中心体等の構造物が存在。

・　　　　　　　　：　食物の糖質の代謝産物から細胞のエネルギーとなる物質「ATP」
　　　　　　　（アデノシン3リン酸）を合成。
　　　　　　　　ミトコンドリアも独自のDNAをもち、分裂・増殖している。
　　　　　　　　　← もともと別の生物だったため（「棲みついたネコ」）。
　　　　　　　　真核生物が登場して間もない時期、細胞がエネルギーを作る
　　　　　　道具として、ミトコンドリアの祖先を取り込む。
　　　　　　　　卵子の細胞を通して母から子に伝えられる（細胞質遺伝）。

・　　　　　　　　：　物質の合成、貯蔵、移送に関係。
　　　　　　　　付着するリボソームは、DNAからRNAに転写された遺伝子情報
　　　　　　を基に、ここでタンパク質を合成。

・　　　　　　　　：　物質の貯蔵、輸送に関与。

・　　　　　　　　：　細胞分裂の際に、染色体を移動させる。

4.　細胞と健康

　病気（疾病）：　　　　　　　　　が基本になって生じる。

★参考資料

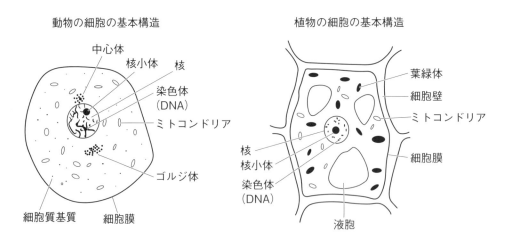

図1　細胞の構造

「身体の健康 A」第 3 講

身体の健康と消化器 1

1．今日の目標
（1）消化器について説明できる。

2．ヒトはなぜモノを食べるのか

・　　　　　構造：　外部からエネルギーを摂取し、秩序だった構造を維持し、余剰の熱量
　　　　　　　を放出するしくみ。

・生命の営み：　　　　　　　　　　　　構造

　　　　　　食事…　　　　　　　　　　構造の維持に必要なエネルギーを得る。

　　　　　　　…　身体をつくる材料も取り込む。
　　　　　小腸の絨毛組織は 24 時間ごとに、分化すると分裂、神経再生しない。
　　　　　　　　細胞や心筋細胞でも構成要素の代謝更新は生じる（動的平衡）。
　　　　　組換え、組合わせ、崩れそうになる（エントロピー）生体を必死に維持。

　「生きる」こと：　　　　　　　　　　　こと

3．消化管　　口から肛門まで続く管。全体で 7〜9m。　　★後掲　参考資料　参照。
　　　　　　　　肉食動物身長の 5 倍、草食動物で 10〜25 倍、ヒト（雑食）5〜6 倍。

・　　　　（25〜30cm）　→　　　　　　（20〜30ｃm）　→　　　　　　（25ｃm・およそ上位
　　2/5 空腸・およそ下位 3/5 回腸）　　→　　　　　　（1.5m）により構成。

　食道に　　　　秒、胃に　　　　時間、小腸に　　　時間、大腸に　　　　時間停滞。

4. 消化現象

18世紀　イタリア　ラザロ・スパランツアーニ　Lazaro Spallanzani
「消化」とは「腐敗」である（発酵とまったく異なる化学現象であると指摘）。

　肉汁をフラスコに入れて1時間煮沸してから密閉すると微生物が発生しないこと、フラスコに空気を通じると肉汁が腐敗して微生物が発見することをつきとめた。
　生物は自然発生しないと主張、一方酸素が供給されず生物が増殖しないという反論も。

1838年　　アメリカ　　ウイリアム・ボーモント　　William Beaumont
250以上の消化作用を観察し報告した。

　猟銃の暴発事故で胃ろうが生じた患者の胃の内部を観察し、食事をすると胃液が噴き出すこと、噴き出した胃液が肉さえも溶かすことを報告した。

食物摂取→　　　　　分泌、　　　　　の他に　　　　　　分解物質（ペプシン）を含む、
　　　　　に左右。

★参考資料

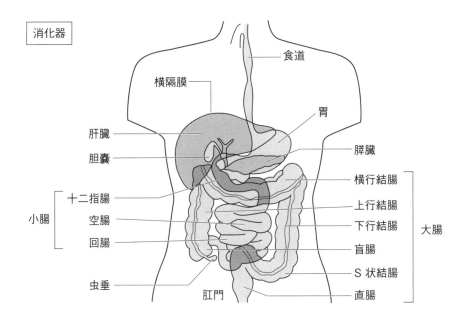

図1　消化器

「身体の健康 A」第 4 講

身体の健康と消化器 2

1. 今日の目標
（1）消化器について説明できる。

2. 口
　食物を咀嚼、唾液と混合、食道に送る。

　　　・　　　　　：　唾液腺、特に、大唾液腺（耳下腺、顎下腺、舌下腺）に存在。
　　　　　　　　　　　炭水化物の分解酵素である　　　　　　　　　　　　等を含む。
　　　　　　　　　　作用のあるリゾチーム、免疫グロブリンを含み、病原体の侵入
　　　　を防ぐ。
　　　　　　　　　　アレクサンダー・フレミング　Alexander Fleming　が発見
　　　　　　　　　（ペニシリンも）。

3. 　　　　　　　咽頭と胃をつなぐ管。
　　　　　　　　　左右の肺の間の縦隔の中を気管、大動脈、心臓と接して走る。

　漿膜をもたず、結合組織でできた外膜で周辺組織と接する。
　　（一般に消化管は、内層の粘膜、蠕動運動を司る筋層、外側を包む漿膜の三層構造。）

　消化管の筋肉、内側が輪状、外側が縦走の二重構造、内輪外縦に。
　　（血管の筋肉は、内側縦走、外側輪状、内縦外輪に。　自身で蠕動、受け身で流す。）

　→　手術が比較的容易でない。（湿潤・転移しやすい、縫合不全しやすい。）

4.
　胃の筋層、消化管の他の部分と異なる。（内斜中輪外縦。複雑な動きに対応。）
　胃液の消化作用、胃酸とペプシンによる。
　胃液を分泌する胃腺、主細胞がペプシノーゲンを、壁細胞が塩酸を、副細胞が粘液を。
ペプシノーゲンが塩酸の作用でペプシンに。
　副細胞や、胃粘膜の上皮細胞から分泌される粘液が、胃壁を保護。

→　タンパク質を溶かす攻撃因子と、胃のタンパク質を守る防御因子が。
　バランス崩れると、胃炎、胃潰瘍等の粘膜病変に。

　1983 年　オーストラリア　ロビン・ウォレン　Robin Warren ・バリー・マーシャル　Barry
Marshall　ピロリ菌（ヘリコバクター・ピロリ）発見。　　　　　ノーベル生理学・医学賞受賞
　　胃の粘膜に感染、ウレアーゼという酵素をもち、胃液中の尿素を分解し、アンモニア
　を産生して胃酸を中和し、自身が溶かされるのを防ぐ。
→　化学物質を分解、ダメージを。

5.　　　　　　　　　　　十二横指（一横指約 1.5cm）程度が所以、実際にはさらに長い。
　　胃で粥状に、十二指腸で、胆嚢からの　　　　　　と、膵臓からの　　　　　　と混ざる。

6.　胆汁・膵液
　胆汁：　肝臓で生成され、脂肪の消化吸収を助ける　　　　　　　と、分解された赤血球から
　　　　　遊離したヘモグロビンの分解物である黄色の　　　　　　　　　　　　を含む。
　　　　　　　　　胆汁に排出されたビリルビンは腸内細菌作用によって茶色に変化、大便の色に。
　　　　　ビリルビンが排出されず血液に貯まると　　　　　　　　が出現、胆管が詰まると
　　　　　白色便に、ビリルビンが腸内環境の変化等で酸化されると便が緑色に。

　胆汁酸：　肝臓で　　　　　　　　　　　　　　を原料に作られる。
　　　　　　十二指腸に排泄された胆汁酸は、95％が　　　　　　　から吸収され、肝臓に戻り再
　　　　　利用される（腸肝循環）。

　膵液：　タンパク質分解酵素のトリプシノーゲン、脂肪分解酵素のリパーゼ、炭水化物
　　　　　分解酵素のアミラーゼ等を含む。
　　　　　　　　　　　　性の膵液により、胃から送られた消化物が中和され、空腸では
　　　　ほとんど　　　　　になる。　胃 pH1〜5、　小腸 7〜8、　大腸では 7（7 未満酸性）。

7. 肝臓

　　重さが 1.2〜1.5kg、人体最大の臓器。

　　手術で 7〜8 割を切除しても元通りに再生、「再生」力が極めて強い。

・消化に留まらず、腸管から門脈を通して送られた栄養素を様々に「**加工・貯蔵**」する。

　　炭水化物：　ブドウ糖に分解されて肝臓に運ばれた後、グリコーゲンという高分子の形で
　　　　　　　　肝細胞に貯蔵。

　　タンパク質：　アミノ酸に分解されて肝臓に運ばれ、アルブミン等の生体に必要なタンパ
　　　　　　　　ク質に再合成。

　　脂肪：　脂肪酸、モノグリセリド、グリセリンに分解・吸収された後、再び脂肪に合成
　　　　　　されて肝臓に運ばれ、一部は肝臓に貯蔵され、残りが全身の脂肪組織に運ばれる。

　　その他：　各種ビタミンの貯蔵庫として機能。　銅や鉄等の生体に必要な元素の貯蔵も。

・生体内の「**解毒**」作用も司る。

　　体内の老廃物や有害物、体外から吸収された毒物を分解・抱合して、胆汁や尿に排泄。

・「**生体防御**」機能も担う。

　　肝臓内では、マクロファージと呼ばれる　　　　　　　　の一つであるクッパー細胞が、異物
　　の貪食・分解や、免疫応答の誘導等を担う。

・「**血液**」にかかわる機能

　　胎児期には、肝臓で血液をさかんに造る。出生後には、骨髄で血液が造られるように。

　　肝臓は、古い赤血球を破壊して、ビリルビンを排出。

　　血液を貯蔵する機能も。

　　造血に必要な鉄、ビタミン B12 の貯蔵庫でも。

　　プロトロンビン、フィブリノーゲン等多くの血液凝固物質を産生し、止血機能に関与。

・「**コレステロール**」の処理

　　肝臓は、コレステロールから胆汁酸を産生。

　　胆汁酸はビリルビンとともに胆汁に分泌され、その際、コレステロールは胆汁酸と複合体
　　を形成して十二指腸に排泄される。(胆汁は、体内のコレステロールの唯一の重要な排泄路。)

8. 膵臓
・「血糖」調節機能
　　血糖を下げる唯一のホルモンであるインスリンを分泌。
　　　膵臓の組織にはランゲルハンス島とよばれる直径 200 ミクロン程の細胞集塊が島状
　　に散在する。ランゲルハンス島には α、β 等何種類かの分泌細胞が存在するが、インス
　　リンは β 細胞から分泌される。

　　　一般に、ヒトにとって、低血糖の方が危険であるため、血糖上昇作用のあるホルモンは
　　数多く存在する。（アドレナリン、ノルアドレナリン、コルチゾール、成長ホルモン、グ
　　ルカゴン等）

9. 小腸　　　　回っているから回腸、食物移送が早く内容物が停滞せず空っぽのため空腸に。
・最終「消化」
　　腸液：　　三大栄養素に対する消化酵素を含む、アルカリ性の消化液。
　　　　　　　腸粘膜から分泌され、食物の最終消化を担う。
　　　　　　　栄養素は、小腸粘膜から吸収され、ブドウ糖とアミノ酸は門脈を経て肝臓に、
　　　　　　　脂肪は脂肪酸とモノグリセリドに分解されて吸収され、リンパ管を通って全身
　　　　　　　に移送される。

・「免疫」組織　　　　腸のリンパ組織は人体最大の免疫組織。
　　　　回腸の粘膜に小判型のリンパ小節（パイエル板）を確認。

10. 大腸
　　　　　　　　（盲腸、上行結腸、横行結腸、下行結腸、S 状結腸）と、　　　　　により構成。
　　消化作用はなく、水分の吸収と、糞便の形成を主に担う。

　　肛門側では細菌が増加し、大腸では約 100 兆個の腸内細菌が存在する。（細胞 60 兆個）。
　　腸内細菌叢は、食物残渣を腐敗・発酵させて大便を作る。（糞便重量の約半分細菌と死骸）
　　細菌には、ビフィズス菌、アシドフィルス菌、腸球菌等の乳酸菌といった、いわゆる善玉
菌が存在する。
　　乳酸菌は産生する乳酸によって腸内の pH を下げて病原菌の繁殖を抑え、感染症や下痢
症を防ぐ。

虫垂：　盲腸が退化する過程で形成（ヒトと類人猿のみ）。
　　　　リンパ小節多く免疫機構に、腸内善玉菌の貯蔵庫とも。

身体の健康と血液

1. 今日の授業の目標
血液について説明できる。

2. 血液と血球

 ： 総量はおよそ体重の 1/13、成人では約 5l を占める。

  全体の 55〜60%ほどの体積を占める液体成分（血漿）と、有形成分（血球）
から成る。

 ： 造血幹細胞という共通の細胞から分化。

  赤血球、白血球、血小板の三系統に分かれる。

 ： 酸素の運搬を果たす。 赤血球のみ。 輸血は臓器移植とも。

  色素タンパクであるヘモグロビンが担う。

  ヘモグロビンは、酸素の多いところで酸素と結合し、酸素濃度の低いところで
酸素を離す性質をもつ。 肺で取り込み、末梢で放出。

  ヒトの細胞 60 兆個の約 1/3、20 兆個と最多の細胞数に。

  ： 一般に、組織の適合性を決めるものは、細胞の表面に存在する、
「主要組織適合性抗原 MHC」というタンパク質。 身分証明書。数千数万。

   細胞が自分の免疫細胞から攻撃されることを防ぐ。また、細胞がウイルスに
感染したり、がんになった時に免疫細胞の攻撃を促したりする。さらに、免疫
細胞に、抗原の情報を伝える働きも担う。

   赤血球の表面に MHC はないが、これ以上分裂しないため、発がんしない。

 ： 赤血球の適合性を決める。1900 年オーストリア、ランシュタイナー発見。

  ABO 式と、Rh 因子が存在。 他に何十種類も。

  シス AB の血液型では、同じ染色体上に並んで A と B の血液型遺伝子が乗る。

   AB 型と、O 型の子ども、AB 型や、O 型も。

：　身体の防衛を担う。
　　リンパ球、単球・マクロファージ、顆粒球により構成。

：　T細胞、B細胞、NK細胞、NKT細胞により構成。
　　　一度抗原と反応したT細胞、B細胞の一部はメモリー細胞として体内に留
　　まり、次に抗原が入ってきた時、即座に反応する。

細胞（細胞性免疫）：　免疫細胞から抗原の情報を集めて免疫を調節し、他のリンパ球
　　　　　　　　　　　　を活性化したり、抗体産生を刺激したり、がん細胞やウイルス
　　　　　　　　　　　　細胞を破壊したりする（キラーT細胞）。

細胞（液性免疫）：　抗体を産生して有害物の排除を促す。

細胞（ナチュラルキラー細胞）：　感作なく即座に他人の細胞や自らのがん細胞、
　　　　　　　　　　　　　　　　ウイルス感染細胞を見つけて攻撃。天然の殺し屋。

球：　血管から遊出すると、マクロファージという細胞に変化し、病原体や異物等を食
　　べ、その異物（抗原）の情報をリンパ球に伝える。　肝臓のクッパー細胞も。

球：　好中球、好酸球、好塩基球により構成。

球：　異物や病原体を捕食し、殺菌。

球：　寄生虫を攻撃したり、アレルギー反応を制御したりする。

球：　液性物質を放出して免疫反応を助ける。

（ヒト白血球型抗原）：　白血球から発見された血液型抗原。　1965年仏、ドーセ。
　　　　　　　　　　　　ヒトのほとんどの細胞に存在。　MHCの正体とも。

：　止血の役割りを担う。

　　血管が傷つくと、血管皮内に血小板が付着して凝集し、傷口を塞ぐ。

　　次に、血小板の中から血漿凝固を促進する物質が放出され、血漿中にある
フィブリン（繊維状タンパク質）が凝固し、ここに赤血球がとらわれて凝結が
形成され、止血が完了。　　　　　アスピリン血小板機能抑制、出血傾向が。

「身体の健康 A」第 6 講

身体の健康と循環器

1. 今日の目標
 （1）身体の健康と循環器について説明できる。

2.　　　　　　　　　　重量あたりのエネルギー消費量最多。
　1 日に約 10 万回も収縮し、1 分間に約 5l、一生のうちに 15 万トンものを血液を休まず駆出し続ける強靭な生体ポンプ。
　1 回に拍出する血液量は 40〜50ml、血液はおよそ 13 秒で体内を一周する。
　生物の身体、原始的な種ほどシンプル、左右対称形、機能の追加、身体にねじれが。
魚の心臓は一心房一心室、陸生に肺が、効率良いガス交換が、強力な循環系が。

：　心臓には 4 つの弁がある。
　　　全身から大静脈に集まってきた静脈血は右心房から「三尖弁」（右房室弁）を経て
　　右心室に入り、「肺動脈弁」を通って、肺動脈に送られる。
　　　肺でガス交換を行った後の血液は、肺静脈を経て左心房へ入り、「僧帽弁」（左房室弁）
　　を経て左心室に送られ、「大動脈弁」を通って全身に送られる。　　　不調で弁膜症に。

：　力強く持続的な収縮運動をもつ。骨格筋が強く早い収縮と平滑筋による持続的収縮が。
　　　心筋細胞は枝分かれして網目状につながって心臓の壁を形成しており、全体が
　　同調して収縮することで心臓をポンプのように動かす。　　　　心臓のみに。
　　　心臓の動きを自己調節するための便利な性質が備わる。　収縮力、伸長に比例。
　　　1915 年　フランク・スターリングの法則：
　　　　　　　心臓に血液がたくさん貯まると、その分多くの血液を駆出できる。

　　　心臓の表面には、心筋を養うための動脈が走っており、「冠状動脈」といわれる。
　　　動脈硬化等で狭窄し狭心症に、詰まって壊死すると心筋梗塞に。
　　　診断・管理のため心臓カテーテル法（1929 年独フォルスマン）を実施。
　　　抹消の血管から心臓に細い管を送り込み、検査、血管拡張治療をする。
　　　心筋の運動は、「刺激伝導系」によって調節される。

刺激伝導系：　心臓のてっぺんの洞房結節というペースメーカー（規則的に電気信号を出す
　　　　　　　部分）から起こる電気的興奮を特殊な心筋繊維を通して心筋全体に使える
　　　　　　　システム。
　　　　　　　　　ペースメーカーは心房と心室の間にもある（田原アショフ結節）。
　　　　　　　　　刺激伝達阻止される状態（ブロック）で、心臓がうまく動かなくなることが。
　　　　　　　　　心臓ペースメーカーは、適切な電気刺激を心臓に伝えさせる医療機器。

心電図：　電気で伝えられる心臓が動く刺激を体表から測定。心臓の動きがわかる。
　　　　　　異常が起こっている時のみ異常が生じる。オランダ、アイントホーフェンによる。
　　　　　　負荷心電図、ホルター心電図、携帯心電計も活用。

不整脈：　心房・心室の動きの異常は電気信号でとらえられ、徐脈、頻脈、期外収縮、
　　　　　心房細動等の異常がわかる。

虚血性心疾患：　狭心症や心筋梗塞等、心臓に血液が足りなくなった状態では、特徴的な
　　　　　　　　異常が現れる。

その他：　ブロック、副伝導路症候群（時に発作的な不整脈を起こす）、血中のカリウムや
　　　　　カルシウム等の電解質バランスの異常等もわかる。

心停止：　心停止と、心室細動に分類。

心室細動：　心筋がでたらめに収縮して心臓がブルブル震えているだけの状態。
　　　　　　　　通電のショックを与えて動きを一度止めてしまうと、心筋細胞の動きが同調
　　　　　　して律動的なポンプ運動を再開することがある。
　　　　　　　　一旦止めている。フラットになると困難。

3. 脈管系

　血管系：　血管は血液を運ぶ管。　体循環と肺循環により構成。

　　　　　　ヒトの全身にはりめぐらされる血管の長さは 10 万 km、地球を二周する長さ。

　　　　　　目に見える血管は 5％のみ、残りは毛細血管。

　　　　　　全身の血管系は、基本的に、動脈　→　毛細血管　→　静脈とつながる。

　　　　　　（例外的に、毛細血管　→　門脈　→　毛細血管も、

　　　　　　　　　　　　肝臓、視床下部、副腎にも。

　　　　　　　　　　　動脈　→　毛細血管　→　動脈も、腎臓の糸球体に。）

　　循環（左心系）：　酸素を末梢組織に送る。

　　循環（右心系）：　肺でのガス交換にかかわる。

　　　　　　　　　　　全身からの老廃物を集めた静脈血は、右心系から肺に流れ込む。

　　　　　　　　　　そこで肺がフィルターのような役割りをして、末梢組織から運ばれた

　　　　　　　　　　血栓やゴミやバイ菌が取り除かれ、動脈血として脳に。　大脳発達に。

　　系：　抹消組織からリンパ管を介して静脈や流入する一方通行。

　　管：　末梢組織から滲み出す組織液を集め、リンパ節を経て集合し、最後に胸管と、

　　　　　右リンパ本管という 2 本の太いリンパ管になる。そして、それぞれ左右の

　　　　　静脈角（鎖骨下静脈と、内頸静脈の合流地点）で静脈に流入する。

　　節：　内部にリンパ球やマクロファージ等の免疫細胞がぎっしり詰まっており、

　　　　　リンパ液にのって入ってきた異物との免疫反応がおこなわれる。　腫れは闘い。

4.　　　　　　　　　　身体の掃除機

　血液を壊して回収する作業を担う。

　脾臓の血管は、フィルターのような構造であり、そこに食細胞がたくさん存在。

　古くなった赤血球は、脾臓のフィルターにひっかかり、食細胞に食べられる。

　多くの免疫細胞が充満し、全身のリンパ球の 1/4 が集まる。

　フィルターで濾すように、血液中の細菌や異物を取り除く。

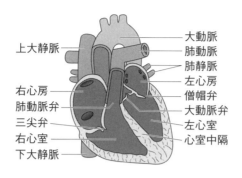

図1　心臓

上大静脈
右心房
肺動脈弁
三尖弁
右心室
下大静脈

大動脈
肺動脈
肺静脈
左心房
僧帽弁
大動脈弁
左心室
心室中隔

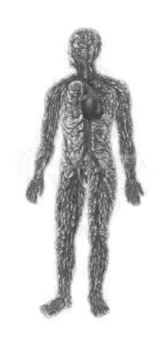

図2　血管

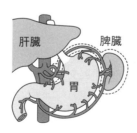

肝臓
脾臓
胃

図3　脾臓

身体の健康と呼吸器

1. 今日の目標
 （1）身体の健康と呼吸器について説明できる。

2.　　　　　　魚ではエラではなく「ウキブクロ」、肺原基から進化。シーラカンス等に確認。
　大気中の酸素を体内に取り込み、二酸化炭素を体外に放出する、ガス交換を担う。
　肺胞でガス交換を行う。
　　肺胞の空気と、肺胞の壁を流れる血管が薄い膜で接し、ここで、酸素が血液に溶け込み、
二酸化炭素が血液から放出される。

　　口から肺胞までのスペースのうち、空気の往来はあるがガス交換をしていないスペース
（口腔、鼻腔、気管、気管支）を死腔という。死腔が増えると、有効なガス交換が減少。
　　シュノーケルでは死腔が増加。忍者の長い竹竿困難、　潜水服・スクーバは有効。

★肋間筋と横隔膜　　　　内部に液体を流す管腔としての共通点も、自ら収縮運動しない。
　肺を膨らませたり、しぼませたりする。
　　肺は胸腔に収められた袋で、横隔膜が下がると、肺と胸腔の間（胸膜腔）に陰圧がかかり、
肺が膨らむ。
　　肺に穴が空き、胸腔内に空気が漏れ出すと肺がしぼむ：
　　　持続的に陰圧をかける胸腔ドレナージを、肺がしぼないようにして、穴の閉鎖を待つ。

★呼吸のリズム
　　1868 年　　　　　　　　　　　　　　反射
　　　肺がある程度膨張すると気管支の伸展受容器が興奮し、自律神系を介して延髄の
　　呼吸中枢に働きかけて吸気を止める作用。

　　息を吐く、自然な様に。　　　　肺の過度の膨張を防ぎ、呼吸リズムを作る。

★　　　中枢：　血液中に溶ける酸素、二酸化炭素、血液の pH を感知、呼吸を調節。
　　　　　血液の酸素濃度低下時、吸気の酸素濃度を上昇。
　　　　　二酸化炭素上昇時、呼吸回数を増加。
　　　　　　呼吸回数過剰に増加、二酸化炭素の抜けすぎ、呼吸性アルカローシスに、
　　　　　過換気に、手足のしびれ、脳の血管収縮し失神を。ペーパーバッグ法適用せず。
　　　　　シャローウオーターブラックアウトも。
　　　　　　素潜り、深呼吸、水中で低酸素でも息苦しさ感じにくく水面近くで意識に。
　　　　　慢性呼吸不全、高二酸化炭素血症に慣れ、酸素低下のみに反応、高酸素に注意。

★　　　機能：　スパイロメトリーで、肺活量と、一秒率を調べる。

★　　　　：　成人男性でおよそ 3〜4l、女性ではおよそ 2〜3l。
　　　　　年齢と身長から予測される平均値の 80% 以下に低下している場合、肺の「拘束
　　　　　性障害」という。　　間質性肺炎、肺線維症等による。

★　　　　率：　息をできるだけ多く吸い込んだ後、思い切り遠く吐き出した時に、初めの
　　　　　1 秒で肺活量のどのくらいが吐き出されるかという数値。　　平均は 70〜80%。
　　　　　70% 以下に低下している場合、「閉塞性障害」という。
　　　　　　気道の抵抗が高い、肺の弾性が低下、気管支喘息、慢性気管支炎、肺気腫等。

★慢性閉塞性肺疾患（COPD）：　慢性気管支炎と、肺気腫をまとめていう。
　　　　　　　　　　　　　　　呼吸困難が不可逆的に進行する。最大原因は喫煙、受動でも。

3.
　気管　→　気管支　→　細気管支と、末梢に向かうほど細く。
　　末端部が、肺胞といわれる、直径 100〜200μ ほどの袋に。

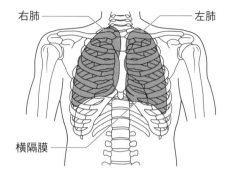

図1　肺の位置

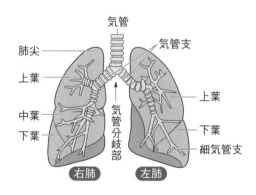

図2　肺の構造（全体）

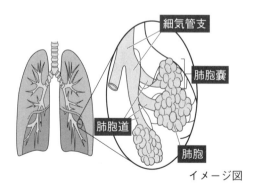

図3　肺の構造（細部）

身体の健康と泌尿器

1. 今日の目標
身体の健康と泌尿器について説明できる。

2. 機能
排泄、常に生体の体内環境を一定の状態に保つ恒常性の維持。
腎臓、尿管、膀胱、尿道により構成。
腎臓で作られた尿は、尿管を経て膀胱に溜まり、尿道から体外に排泄される。
尿道の長さには男女差があり、男性で 16〜20cm、女性では 3〜4cm。　炎症が。

3. 腎臓
尿は、腎臓の　　　　　　　　　　といわれる微笑な構造物のなかで作られる。
一つの腎臓には、約 100 万個のネフロンが存在。
ネフロンは、「　　　　　　」といわれる毛細血管の球と、これをつつむ「ボーマン嚢」という袋で形成される「腎小体」およびこれにつながる「　　　　　」という管から構成される。

尿の産生：　腎動脈に流れ込んだ血液は、糸球体で　　　　　　　　　　を除いた成分が濾過され、原尿になる。
　　　　　原尿は、尿細管、集合管を通過する間に、身体に必要な成分の　　　　　を受け、最終的な排泄物である尿となって腎盂に排泄される。
　　　　　尿には、尿素窒素や尿酸等の老廃物と、身体で余剰の物質が捨てられる。

尿細管：　尿細管における物質の再吸収は、ホルモンの影響を受けて調節されており、血中の電解質や pH、体内の水分量、体液の　　　　　　や血圧等の　　　　　　を保つ。
　　　　　尿細管では原尿の　　　％が再吸収されるが、血中濃度が過剰な物質は再吸収しきれずに尿に排泄される。　糖尿病では尿に糖が、尿細管の糖吸収率低下でも。

腎機能の測定：　血中の　　　　　　　　　　　　　　値が目安に。
　　　　　　　クレアチニンは、筋肉のエネルギーになるアミノ酸の一種（クレアチン）
　　　　　　の代謝産物で腎臓から排出される。　腎機能が低下すると血中濃度が上昇。

　　　　　　　eGFR（推算糸球体濾過量）も活用。
　　　　　　　性別と年齢、血中クレアチニン値より計算式で算出。

★　　　　　　　療法と腎移植
　透析療法：　腎不全に陥ったヒトの血液を機械で濾過する方法。

　腎移植：　低下した腎機能を補うために他人の腎臓を移植する。　　1954 年米マレイ。

排泄以外の重要な働き
　内分泌作用：　　　　　　　と　　　　　　　にかかわる。

　血圧調節：　　　　　　　　　という物質を分泌して血圧を調節。
　　　　　　　レニンとは、腎臓の糸球体傍細胞から分泌される蛋白分解酵素。
　　　　　　　腎臓は、腎動脈の血圧低下や、遠位尿細管内液のナトリウム、クロールの
　　　　　　低下を感知すると、レニンを分泌。
　　　　　　　レニンは、肝臓等で作られる「アンギオテンシノーゲン」という物質を
　　　　　　「アンギオテンシン 1」に変化させる。
　　　　　　　アンギオテンシン 1 は、肺等にあるアンギオテンシン変換酵素（ACE）の
　　　　　　作用で「アンギオテンシン 2」に変化する。
　　　　　　　アンギオテンシン 2 は、末梢血管を収縮させて血圧を上昇させる。　また、
　　　　　　副腎皮質から「アルドステロン」というホルモンが分泌されるのを促進。
　　　　　　　アルドステロンは、腎臓からのナトリウムの排泄を抑え、カリウムの排泄を
　　　　　　促進して体内の水分量を増やし、血圧を上昇させる作用がある。
　　　　　　　こうした一連のシステムを「レニン－アンギオテンシン系」といい、血圧と
　　　　　　体液量、電解質の調節に貴重な役割りを果たす。　　　この経路ブロック、薬に。

高血圧症： 何らかの原因となって生じる高血圧。

　　　　　　代表が、腎血管性高血圧。

　　　　　　動脈炎や腫瘍等で腎動脈が圧迫され、腎血流量が低下することに
　　　　　よって腎臓がレニンを過剰に分泌して血圧が上昇する。

造血作用： 造血因子「　　　　　　　　　　　　　　」を分泌。

　　　　　　エリスロポエチンは、骨髄の幹細胞に作用して赤血球の生成を促進。

　　　　　　腎臓は、血中酸素不足を感知すると、これを分泌して赤血球の量を増やす。

4.　陰茎

　男性の陰茎は、尿の排泄の他に、交接器としての役割りをもつ。

　陰茎は、尿道と、海綿体から構成される。

　海綿体は、スポンジ状の組織で、性的興奮時に内部に血液を満たし硬くなる（勃起）。

海綿体： 陰茎を形作る海綿体は、陰茎海綿体と、尿道海綿体との２種類に分かれる。

　　　　　　海綿体は、陰茎の背部（上部）を支える左右２つから成る。硬い。支え。

　　　　　　海綿体は、陰茎の下部から亀頭に連なる。軟らかい。精液の通り、女性保護。

　　　　　　強さと優しさを備え持つ。　ダビンチ、血液充満を観察。

身体の健康と内分泌器

1. 今日の目標
（1）身体の健康と内分泌器に関して説明できる。

2. 内分泌器　　　　　　　種以上のホルモン、分泌器官、
　脳下垂体、松果体、甲状腺、副甲状腺、胸腺、副腎、脾臓、精巣、卵巣等。
　　肝臓、消化管、脾臓、腎臓等も。　　副甲状腺はヒトのエラ

3. 脳下垂体
　脳の底の部分に位置し、前葉と後葉、その間に挟まれた小さな中葉から成る。
　内分泌器のうち最も多くの種類のホルモンを分泌する。
　間脳にある視床下部（自律神経・情動・ホルモン分泌等のコントロールセンター）の刺激
を受けて、様々なホルモンを分泌する。

★　　　　　　　　ホルモン
　前葉：　卵胞刺激ホルモン（FSH）、黄体化ホルモン（LH）、甲状腺刺激ホルモン（TSH）、
　　　　　プロラクチン（PRL）、成長ホルモン（GH）、副腎皮質ホルモン（ACTH）。

　後葉：　バソプレシン（抗利尿ホルモン）、オキシトシン。

　中葉：　メラニン細胞刺激ホルモン（MSH）。

★卵胞刺激ホルモン（FSH）と黄体化ホルモン（LH）
　　性腺（精巣や卵巣）を刺激するホルモン。
　　性腺刺激ホルモン（ゴナドトロピン）といわれる。
　　男性では精巣からの男性ホルモン分泌や精子の産生を刺激し、女性では卵巣からの性
ホルモンの分泌や排卵を刺激する。
　　卵巣から分泌されるエストロゲン（卵胞ホルモン）がいわゆる女性ホルモンである。
　　女性にはホルモン分泌に基づいた性周期がみられる。更年期を境に女性ホルモンの
低下も経験する。女性に特有の不安定さに関係することがある。

★

　一般に、生体制御の基本として、下位のホルモンが上位のホルモンの分泌を抑制する。
（ネガティブ・フィードバック）　　　　　ホルモンバランスを一定に保つ。
　ただ一つの例外として、卵巣からのエストロゲン分泌低下は視床下部、下垂体に作用
し、下垂体からのFSH分泌を高める。FSHの刺激によって、卵巣には卵子とそれを包む
卵胞という組織が発育し、卵胞からエストロゲンが分泌される。
　普段、エストロゲンとゴナドトロピンはネガティブ・フィードバックの関係にあるが、
卵胞が育ってエストロゲンが高くなると、今度は逆に増加したエストロゲンがゴナドト
ロピンの分泌を刺激し、その結果、上昇したLHの刺激で卵胞から卵子が排出（排卵）さ
れる。
　排卵時、ゴナドトロピンに分泌を刺激されるエストロゲンがゴナドトロピンの分泌を
さらに刺激する。（ポジティブ・フィードバック）　　　　　生殖減少の根源。

★　　　　　　　　　　（月経前症候群）
　排卵後から月経開始までの時期、性ホルモンの変化に反応して、身体と精神にしばしば
変調（乳房の張りや痛み、下腹部の張りや痛み、肌荒れ、浮腫、倦怠感、頭痛、めまい、
下痢、便秘、イライラ、うつ、不安等）をきたす。
　月経の3～10日前に始まり、月経がくると消失する。

★更年期障害
　50歳前後になると女性のエストロゲンは急激に低下する。
　ホルモンの変化に適応できず、身体や精神に様々な変調をきたす疾患である。
　頭痛、肩こり、しびれ、皮膚の異常感覚、のぼせ、動悸、発汗、めまい、倦怠感、不眠、
不安、イライラ、うつ等を生じる。

★

妊娠中から産後授乳期にかけて下垂体前葉から分泌される。
乳汁分泌刺激作用と、排卵抑制作用をもつ。母性の感情を高める働きも。

★

　下垂体前葉から分泌され、身体の成長を刺激する。

　子どもの頃に不足すると下垂体性小人症になり、分泌過剰になると巨人症になる。

　成人後の分泌過剰では、先端巨大症を生じる。

★

　脳下垂体後葉から分泌。

　腎臓での水の排泄を抑制するホルモンであり、末梢血管を収縮させて血圧を上げる作用もある。

　視床下部が体液の減少や浸透圧の上昇を感知すると分泌され、遠位尿細管や集合管から水分が再吸収されて体液を増やし、浸透圧を調整する。

　分泌不全になると、尿崩症を起こし、水分をいくら飲んでも身体に留まらず尿がどんどん出てしまう。

★

　脳下垂体後葉から分泌。

　妊娠後半に分泌が高まり、子宮の収縮（陣痛）と、母乳の排出を刺激する。母性も。

　コミュニケーション能力を高める効果に注目され、自閉症治療を検討。

4.　副腎　　　　腎臓の上に寄り添う内分泌器官。

　浅層の皮質と、深層の髄質に分かれる。

　皮質から、アルドステロン、コルチゾール、男性ホルモンが分泌される。

　髄質から、アドレナリン、ノルアドレナリンが分泌される。

★

　下垂体前葉から分泌される副腎皮質刺激ホルモン（ACTH）によって刺激される。

　副腎皮質から分泌されるコルチゾールは栄養素の代謝を制御し、血糖や血圧を上昇させ、免疫反応を抑制する。

　副腎皮質機能亢進症は、クッシング症候群といわれ、コルチゾールと男性ホルモンの過剰による症状（肥満、満月様顔貌、多毛、にきび、男性化徴候、易感染症、赤色皮膚線条、骨粗鬆症、筋力低下、高血糖、脂質異常、高血圧、腎結石、浮腫）を生じる。副作用でも。

一般に、ステロイドとは、副腎皮質ホルモン、特にコルチゾールと同じ意味で使われる。

ステロイドとはステロイド核という化学構造のことであるが、その構造をもつホルモンを意味するようになった。

副腎皮質が分泌するもう一つのホルモンが、アルドステロンである。

（アルドステロンとは、レニン-アンギオテンシン-アルドステロン系を介して電解質や体液を調節し、血圧を上昇させるホルモンであった。）

★副腎髄質

　　　　　　　　　　　　　、　　　　　　　　　　　　　　　　　　　　が分泌される。

交感神経が刺激された状態をつくるホルモンで、心拍数や血圧の上昇、瞳孔の散大、血糖の上昇等を生じる。

5. 甲状腺　　　同様に全身の代謝を広く調節。　喉ぼとけ下気管前にある蝶形の器官。

脳下垂体前葉から分泌される甲状腺刺激ホルモン（TSH）は甲状腺を刺激して甲状腺ホルモンの分泌を促す。

甲状腺ホルモンは全身の臓器に働き代謝を上げる作用をもつ。

甲状腺機能亢進症（バセドー病）では、手足のふるえ、動悸、多汗、体重減少、下痢、高血糖、眼球突出、甲状腺腫大等が生じる。

甲状腺機能低下症では、全身倦怠感、脱毛、発汗減少、体重増加、浮腫、便秘、寒がりになる等を発症。

★

傍濾胞細胞から分泌。

血中カルシウム濃度を下げ、カルシウムの骨への沈着を促進し、腎臓からの排泄促進。

6. 松果体

脳の深部に存在する小さな分泌腺。　マツカサに似ている。　第三の目。

水中で生活していた古代の脊椎動物は左右の目以外に光を感じるための頭頂眼をもつ。

メラトニンを分泌。

メラトニンは光に反応して分泌量が変化し、ヒトの体内時計をコントロールする。

性機能の発達を抑制する作用も。　不眠症の治療に。

★

　睡眠に関与する脳内物質。

　食欲増進、覚醒の維持に関与する。　　　抑制薬が。

7.　副甲状腺　　　甲状腺裏に位置。　　Ca 濃度を感知するセンサーをもつ。　　エラ。

　副甲状腺ホルモン（PTH）を分泌。

　腎臓や腸管や骨に作用して、血中のカルシウムを上げるホルモン。

　　　排泄抑制、吸収促進、遊離促進。　　　カルシトニンと拮抗。

　カルシウムは、筋肉の収縮や神系刺激の伝達、血液の凝固、ホルモンの分泌等、重要な生理機能を調節する元素。

　　陸上で生活する脊椎動物は水中からいつでも元素を摂取できないため、不要になったエラを血中カルシウムを上昇させる器官に変化させたと考えられている。

　　カルシウムの貯蔵庫は骨、身体を動かす支柱、内臓を保護する盾、リンも含む貯蔵庫に。

身体の健康と神経

1.　今日の目標

（1）身体の健康と神経に関して説明できる。

2.　　　　　　　　　資料 1 参照

　脳は、　　　　　、　　　　　、　　　　　　　（間脳、中脳、橋、延髄）から成る。

　大脳は、　　　　機能の中心で、表面を　　　質、内部を　　　質といい、皮質と髄質は　　　質、　　　質といわれる。神経細胞は皮質に集まり、白質は神経線維が主体である。

　小脳は、身体の　　　　　　　　感覚をとり、全身の微細な動きを調節し、協調させる。

　脳幹は、大脳半球と脊髄を結び、呼吸や血圧、体温や内分泌等の　　　　　　の維持に重要な機能を調節する。

　脳は、原始的な動物のシンプルな脳の上に、新しい機能をもつ部分を重ねることで形成。

　大脳皮質は、ヒトの進化に伴って発達した　　　　　皮質と、それ以前から機能し新皮質の深部に埋もれる　　　　　皮質に分けられる。

　脳は、脳幹、　大脳辺縁系・古皮質、　新皮質と進化してきた。

　新皮質は、論理、判断、言語等、高度な精神活動に関与。

　古皮質は、新皮質の内側にある大脳核という神経細胞の塊とともに、大脳辺縁系を形成。

　大脳辺縁系は、食欲、性欲等の本能行為、怒りや恐怖といった原始的感情に関与。

　記憶を司る海馬も大脳辺縁系に属する。

精神活動では、右脳と左脳とで役割分担がある。

右脳は、形の認識、絵を描く、音楽を演奏する場合に主に使われる。直観、創造力、感覚。

左脳は、言語活動、論理的な活動を中心に使われる。

　言語を司る言語中枢は、右利き 9 割以上で左脳に、左利きでは 3 人に 1 人右脳に。

　　手を使うと、言葉を使うとの間に関わりも、言語中枢ある方の優位半球、矯正変化無。

　　二足歩行で手を解放、道具製作、言語産生、知識伝達、蓄積。　実際の身体に適応。

大脳は、明確な仕切りがなく、<u>前頭葉、頭頂葉、側頭葉、後頭葉</u>に区分される。

前頭葉は、　　　　、　　　　、　　　　　にかかわる機能を分担する。

頭頂葉は、　　　　、　　　　認知にかかわる機能を分担する。

側頭葉は、　　　　、　　　　　　　　　性言語にかかわる機能を分担する。

後頭葉は、　　　　にかかわる機能を分担する。

　　ヒトでは、<u>前頭前野</u>が非常に発達。

　思考や創造性を担う脳の最高中枢で、生きる意欲や情動に基づく記憶、物事を計画して実行する機能等を司る。前頭前野の萎縮等は、人格の変化を伴う<u>認知症</u>の原因になる。

　無気力、衝動性、てんかん、感情の鈍麻、創造性の喪失等に。　　　ロボトミーで。

3.　神系細胞　　　刺激の伝達　　　　資料2参照

　神系の構成単位は、　　　　　　　　といわれる神経細胞。

　ニューロンは、細胞体、軸索、樹状突起により成る。

　刺激は軸索の中では電気信号として素早く伝達され、神経末梢では化学伝達物質が放出されて伝達される。この神系の接合部を　　　　　　　　という。

　ヒトの神経系は1,000億個以上の神経細胞が<u>ネットワーク</u>を汲んで形成される。

　神経系は神経細胞を単位に構成され、細胞の接合部に隙間がある。

　神経系は、脳と脊髄から成る中枢神経と、身体の抹消に伸びる抹消神系に分かれる。

　抹消神系は、働きを自分で制御したり自覚したりできる体性神経と、自分の意思でコントロールできない　　　　　　　　　に分かれる。

　末梢神経から中枢神経に向かう情報を<u>求心性</u>、その反対を<u>遠心性</u>という。

　運動する時、大脳は遠心性の命令を出す。この命令を手足に伝えるのが、大脳皮質から脊髄を通り筋肉に達する錐体路という神経の経路である。運動の命令は、脳内の錐体外路といわれる神経回路によってなめらかな動きに調整される。

　運動中に、求心性の情報を得ると、神経を伝わり、脊髄を通って間脳の視床に届く。視床は、嗅覚以外のあらゆる感覚の中継所で、情報を処理して大脳の担当箇所に伝える。大脳はこうした情報を受ける。

運動すると、酸素消費の上昇、血中 pH の低下、体温上昇等が起こる。酸素やエネルギーの需要を満たすために心拍数や呼吸数が上昇し、体温を下げるために、末梢血管は拡張し、発汗が促進される。　自律神経による。

　自律神経には、　　　　　　神経と、　　　神経がある。　　　　交感は闘争と逃走の神経。
　交感神経は、立毛筋収縮、瞳孔散大、心拍数増加、呼吸数増加、気管支拡張、発汗、胃液分泌抑制、膀胱収縮抑制、子宮収縮抑制、排尿・排便抑制、涙・唾液分泌抑制等の作用をもつ。　　　副では拮抗作用が。

　内臓の機能は、自律神経と、ホルモンによってコントロールされる。
　自律神経は即座に直接的に働き、両者は共同して生体の恒常性を保つ。
　　心移植、神経つなぎ合わせず、ストレスで　　　　　　　　　分泌、心拍増も 10 秒以上遅い。

　身体を支配する神経は、脳から脊髄までの間で左右交差しており、左半身を右脳が、右半身を左脳が司る。　　　脊椎動物の多くにみられる。

　神経細胞には、細胞が自己を認識させるための主要組織適合性抗原（古典的 MHC クラスⅠ）の発現がほぼない。

資料1：　脳

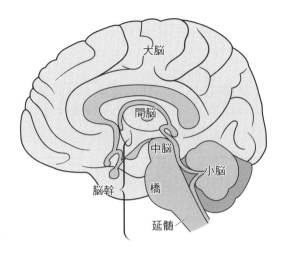

図1　脳のしくみ

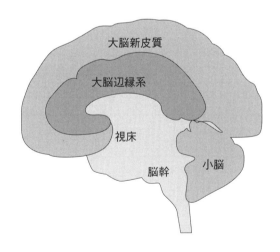

図2　大脳のしくみ

資料2：　神経

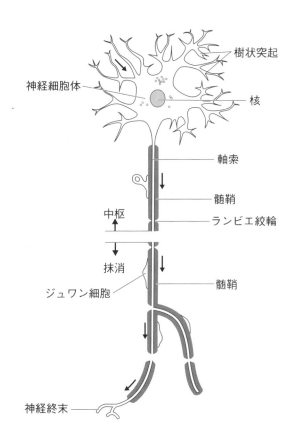

樹状突起

神経細胞体

核

軸索

髄鞘

ランビエ絞輪

中枢

抹消

ジュワン細胞

髄鞘

神経終末

図3　神経のしくみ

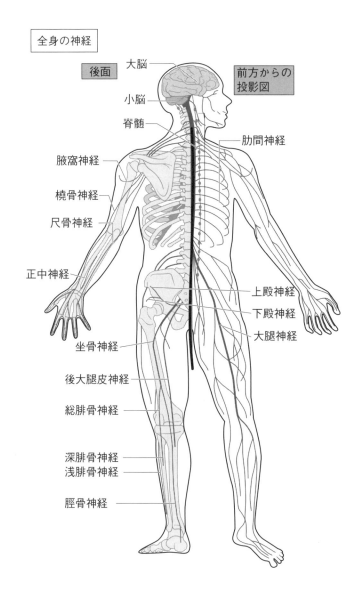

図4　全身の神経のしくみ

身体の健康と感覚器

1. 今日の目標
身体の健康と感覚器に関して説明できる。

2. 感覚器と脳神経
　ヒトには、視覚、聴覚、嗅覚、味覚、触覚の五感がある。
　触覚以外は、頭部にある感覚器が知覚に関与。
　これらにかかわる神経はすべて脳神経であり、顔面に集中する感覚器は周囲の脳神経を介して直接中枢神経に伝達する。
　　嗅覚神経、視神経、動眼神経、滑車神経、三叉神経、外転神経、顔面神経、内耳神経、舌咽神経、迷走神経、副神経、舌下神経。

（1）　　　　　　覚　　　生物が生き残る上で最も大切な感覚。　　毒味して身体に取りむ。
　口の中の味蕾という小器官で味覚を感じる。　　選ぶ能力必要な草食動物に多い傾向が。
　　ネコ 500〜1,000 甘味不可、ヒト 10,000〜15,000、ウサギ 17,000、ウシ 25,000
　ヒトの味覚には甘味、塩味、酸味、苦味、旨味の 5 基本味が存在、別々の受容体刺激。
　　脂肪、カルシウムの味に対応する受容体も存在。
　味覚受容体と味物質は、鍵と鍵穴の関係。　　辛味は痛覚受容体を介して感じられる。

　味蕾が感じた味の情報は舌前 2/3 が顔面神経、後 1/3 が舌咽神経を通って大脳に伝達。

（2）　　　　　　覚
　鼻の嗅細胞が感知。
　嗅細胞は、嗅覚受容体をもち、特定の化学物質を結合し、その刺激を嗅神経に伝達。
　匂い物質と嗅覚受容体は、同様に鍵と鍵穴の関係だが、はるかに繊細。
　　匂いには基本がなく、嗅覚受容体が数百種類のタイプにも。組合せで 1 万種も可に。

　数多く存在する嗅覚受容体は、すべて G タンパク質共役受容体といわれる構造体。
　　甘味、旨味、苦味も同様。

Gタンパク質共役受容体、ホルモンや化学物質の刺激を細胞内に伝達する膜タンパク質。
　ヒトの生命活動に必要な細胞内のシグナル伝達の多くに関与。
嗅覚受容体の遺伝子の占める割合は3％にも。敵や獲物、異性察知、視覚聴覚前から。
　嗅覚は、生物が生き残るために進化を繰り返した、最も原始的な感覚。

　しかし、約1,000個もつ嗅覚受容体遺伝子で実際に機能するのは1/3程度。大半残骸。
　色覚が発達した種ほど残骸の嗅覚遺伝子が多い、進化のため嗅覚より視覚優先。
　　フェロモンを嗅ぐ器官である鋤鼻器（じょびき）も退化して失う。

　すべて感覚系刺激は大脳辺縁系に入力されるが、嗅覚は辺縁系に直結し扁桃体に入る。
　扁桃体は恐怖等の原始的な情動に関与、嗅覚も原始的感覚、情動、攻撃、性行動に。

(3)　　　　　　覚　　　　眼は、視覚を通して外部の刺激を取り入れる器官。
　外部からの光の量は、瞳孔で調節され、水晶体で屈折され、網膜に像を結ぶ。
　網膜には、光を感知する視細胞が敷き詰められ、光刺激を視神経から脳に伝達。
　視細胞には、主に明るい場所で働き色を見分ける錐体細胞と、暗い場所でも働き明暗を見
分ける杆体細胞がある。

　眼軸の延長、水晶体の弾力性の低下、角膜の歪み等で、網膜の上に像をうまく結べないと、
近視、遠視、乱視等の屈折異常を生じる。

★視交叉
　網膜に投影された光の情報は、視神経で脳に伝達される。
　視神経は脳の底で交叉しており、これを視交叉という。
　視交叉は、脊椎動物に共通してみられる構造で、走行の仕方に動物種ごとに違いあり。
　　哺乳類では、網膜の内側の神経線維が交叉し、外側の繊維は交叉しない（半交叉）。
　　内側の視神経は外（耳）側の像を反対側の脳に、外側の視神経は内（鼻）側の像を同
側の脳に伝達。ほとんどの魚類や爬虫類、鳥類は全交叉、片方の情報が反対の脳に。
　　眼が前か横か、左右の眼で同じものを見るか見ないかにかかわる。
　　人では、網膜投影像が左右でズレ、半交叉で右脳に左半分の像が、左脳に右半分の像が
伝達。
　　両方の眼で同じもの、異なった像を集める、立体視のイメージをつくりやすい。
　　　オタマジャクシは全、カエルで半に。

コミュケーション・ツールとしての視覚

　ヒトが他者に感情を伝達、他者の感情を推し測る重要な道具。　特に視線。

　　白目の存在、視線というメッセージが伝達されやすい。

　ヒトには、他者にも自分と同じような心が宿っていることを察して、他者の気持ちを慮る力がある。　細かく配慮できるのはヒトだけ。　他者の関心を知る一番の方法が視線。

（4）　　　　　覚　　　瞳の中の三毛猫　　　三毛猫は基本的にメス

　ヒトの識別範囲は約 100 万色だが、女性に 1 億色ものヒトが（スーパー色覚）。

　分化した細胞では X 染色体は一本あれば十分、一方がランダムに不活性化に、凝縮して女性の好中球だけに存在する構造物が（ドラムスティック）。

　女性の身体はどちらか一方の X 染色体がランダムに発現（モザイク）、ネコではミケに。

　網膜には、光と色の情報を受け取る視細胞が敷きつけられている。

　視細胞には、光の三原色（赤、緑、青）それぞれに反応する物質（オプシン）をもつ視細胞（赤錐体、緑錐体、青錐体）が存在。

　オプシンをつくる遺伝子は、青は常染色体、赤と緑は X 染色体にある。赤緑色盲伴性。

　オプシン遺伝子には感受性の異なる変異オプシン遺伝子が存在し、変異オプシン遺伝子をもつ女性の網膜には変異したオプシンの三色に反応する部位も存在し、四色色覚で見る。

（5）　　　　　覚　　　　　　　　耳は、内耳、中耳、外耳により成る。

　音は、外耳道から鼓膜に伝達され。鼓膜の振動がその奥の耳小骨で増幅され、内耳神経によって脳に伝達される。

　外耳は、音を鼓膜に伝える（伝音系）。

　中耳は、鼓膜の振動を内耳に伝える（伝音系）。

　内耳は、音と平衡感覚の情報を脳神経に伝える（感音系）。

　耳小骨は、つち骨、きぬた骨、あぶみ骨（人体で最小の骨）から成る。

　　魚類 0、両性・爬虫類 1、哺乳類で 3 個。

　　魚類では鼓膜なく振動を頭部の内耳に。水流を感じる側線が同様の役目を。

　　カエルになると、水から空気になり音を効率よく内耳に伝える鼓膜と耳小骨が。

　　爬虫類から、下顎骨の一部からつち骨ときぬた骨が、首を地面から上げたため。

★内耳

平衡感覚を感知する半規管と、前庭および聴覚を感知する蝸牛から成る。

音も、傾きも本来は同じもの。

地球に住む生物は、重力に縛られる。　　　地面、上下の区別、最重要感覚。

内耳は、平衡感覚の中に音を感じる部分が発達、聴覚に係る蝸牛が進化とともに大きく。

内耳には表面に微細な毛をもつ有毛細胞が並び、内部に満たされたリンパ液の動きを感じ取る。平衡覚と聴覚の違いは、毛の動きを傾きや加速度として、音として感じるかの違い。

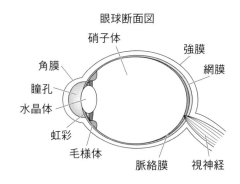

図1　眼のしくみ

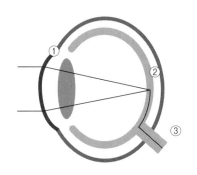

図2　見えるしくみ

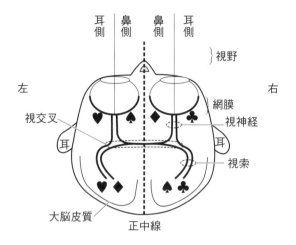

図3　視交叉

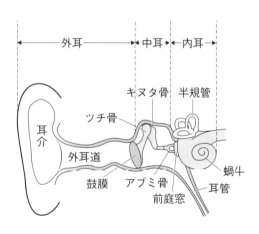

図4　耳のしくみ

「身体の健康Ａ」第 12 講

身体の健康と生殖器

1. 今日の目標
身体の健康と生殖器に関して説明できる。

2. 男性生殖器　　★資料 1「男性生殖器」を参照。

・

　ヒトには、他の多くの哺乳類にみられる骨がない。
　　陰茎骨は、イヌにも、ネコにも、クジラにも、哺乳類全般に。
　　直立歩行の影響か。
　陰茎は、下肢の付け根に存在する障害物のようなもの、軟らかく。
　海綿体が、硬くする役割りを。

・

　精子と、テストステロン（男性ホルモン）を作る器官。
　精子は、精巣の中の精細感で作られ、精巣上体に送られて成熟し、射精まで待機する。
　射精時に、精管を通り、前立腺液と混合され、精液となって尿道に排出される。
　前立腺液は、精子に活性を与える作用があり、栗の花のような匂いがする。

3. 女性生殖器　　★資料 2「女性生殖器」を参照。
　卵巣の役割は、卵子と、性ホルモン（卵胞ホルモンと、黄体ホルモン）の産生。
　女性の体内では、脳下垂体からの性腺刺激ホルモン（FSH、LH の刺激により、1 ヶ月に
1 回程度排卵。
　排卵サイクルは、卵巣から分泌される性ホルモンの周期的な変化をもたらす。
　排卵後、濾胞に生じる黄体から分泌される黄体ホルモンは間脳の体温調節中枢に働きか
けて、基礎体温を上昇させる。
　基礎体温が低温相と高温相の二相性になるとは、卵巣からきちんと排卵が起こっている
ということ。
　妊娠が成立すると月経が止まり、基礎体温の高温期が続く。

妊娠しなかった周期には、黄体は約 2 週間で寿命がつきて白体になり、基礎体温が下がって月経が起こる。　分解される。

　排卵によって卵巣から飛び出した卵子は、卵管に飲み込まれ、ここで膣から遡上してきた精子と出会い、受精する。

　受精卵は、分裂を続けながら子宮内に運ばれ、排卵後5〜7日目頃に子宮内膜に着床する。

　受精卵が子宮に着床すると、絨毛胎盤のもとになる組織から hCG（ヒト絨毛性ゴナドトロピン）というホルモンが分泌され、黄体を刺激して黄体ホルモンを分泌される。

・　　　　　　　　　　　　　胎児を育てる筋肉の袋。

　膣に近い子宮の口の部分を子宮頚部、上側を子宮体部という。

　子宮体がんは、ホルモンの乱れ等が原因になる。

　子宮頸がんでは、性行為で感染するヒトパピローマウイルス（HPV）が引き起こす。

　　初交年齢が早い、セックスパートナーが多いヒトに多い傾向が。

　　　　ホルモンの乱れ、ウイルス感染等により、細胞内の情報の乱れが生み出す病気。

・少産少死

　ヒトの子宮は胎児一人に対応した形。　　　マウスでは２本の管が並んだ原始的形状。

　　ヒトの子宮も発生の過程では２本の管が出現するも、癒合して三角形に。

・生理的早産

　産道のサイズに比べて頭が大きすぎる。　　十分待つと経膣分娩できず。

・性の発現　　　X 染色体ないと存在できない。

　放っておくと女性型に発生。

　胎児期に Y 染色体から性分化を誘導する遺伝子が発現、男性型に変化。

　女性、長寿、X 染色体上の障害のある遺伝子を補償しているからか。

　哺乳類には、ある性質は父から（PEG）、母から（MEG）のみ伝わるということがある。それぞれの遺伝子の一部は発現しないよう不活化されている。ゲノムインプリンティング。

　遺伝には、DNA 上に上書きされる遺伝がある。単純にメンデルの法則は適用されない。（エピジェネティック遺伝）。

単為発生も。奇形腫、多くは皮様嚢腫。　卵巣に皮膚、髪、脂、歯等が詰まる。

　　卵子の細胞が勝手に二倍体になって分裂、卵子には全組織に分化する力あるも、単独ではヒトになれない。

　　全胞状奇胎では、胎盤のもとになる絨毛の組織が水腫状に増殖し、胎児は形成されない異常妊娠に。受精後に、卵子の核が失われ、精子の核が二倍体になって分裂する。

・　　　　　　　　　　　★資料3「乳房」を参照。

授乳のための器官。　汗腺から変化、栄養のある体液を分泌する器官を。

乳房は、主に、脂肪組織と、乳腺から成る。

乳汁は、乳腺小葉の乳腺細胞で作られ、乳管を通って乳頭から分泌される。

ヒトの乳腺は、発生の時期にミルクラインに沿って原基が作られる。

左右一対の乳房以外は萎縮するが、その名残が腋の下等に残っていることが多く、副乳といわれるしこりを作ることも。　直立歩行の影響か。　　　丸いもの2つくっついた形好き

四足歩行、顔の高さに生殖が。　　　二足歩行、胸をお尻型に。

汗腺には、汗を分泌するエクリン腺と、臭気の強い匂いを分泌するアポクリン線が。

　アポクリン線は、乳首、性器、腋の下に集まる。　性的興奮を刺激。

視覚と嗅覚で、オスを誘惑する道具。

頑丈な骨盤を、大きな頭が通る。　　　産道が骨盤の外に進化も。

★資料 1「男性生殖器」

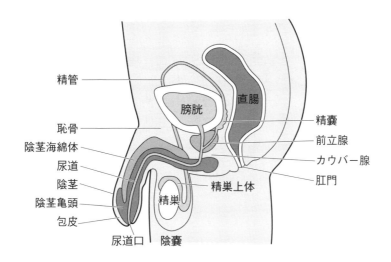

精管
膀胱
直腸
恥骨
精囊
陰茎海綿体
前立腺
尿道
カウバー腺
陰茎
精巣上体
肛門
陰茎亀頭
精巣
包皮
尿道口　陰嚢

図 1　男性生殖器

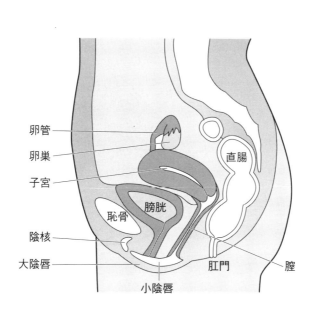

卵管
卵巣
直腸
子宮
恥骨
膀胱
陰核
大陰唇
肛門
膣
小陰唇

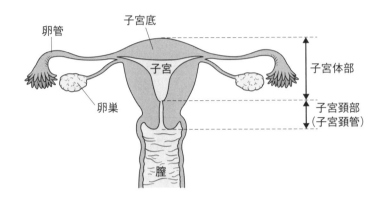

図 2　女性生殖器の構成

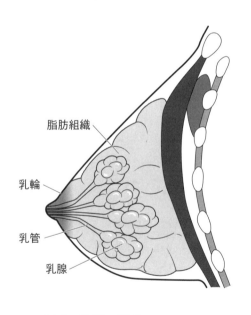

図 3　乳房の構成

「身体の健康 A」第 13 講

身体の健康と栄養素

1. 今日の目標
（1）身体の健康と栄養素に関して説明できる。

2. 三代栄養素：
　食物繊維、脂肪酸（パルミチン酸、オメガ 6、オメガ 3）、コレステロール
五大栄養素：　糖質、脂質、タンパク質、ビタミン、ミネラル

3. ビタミン

（1）ビタミン　　　：　乳酸をエネルギーに変える助けで疲労回復、糖質をエネルギーに。
　　脚気に注意、心機能低下、浮腫、神経障害、しびれ、死亡も。
　　　糖質と仲良し。　イライラ、だるさの原因に。
　　豚肉、うなぎ、穀類、大豆、大豆製品、ごま等に多い。

（2）ビタミン　　　：　脂質をエネルギーに変える助けでダイエットの味方に。
　　唐揚げ、焼肉と一緒に摂取を。　発育のビタミンで爪や髪の成長に、血液をサラサラに。
　　　脂質、パントテン酸、ビタミン B_6 と仲良し。　太りやすく、肌トラブル、口内炎も。
　　レバー、うなぎ、青背の魚、納豆、緑黄色野菜、チーズ、牛乳、卵等に多い。
　　　できるだけ洗わずに摂取する。蓄積できないことに注意する。

（3）　　　　　　　　　　　　（ビタミン B_3）：　二日酔いの味方
　　アルコール分解に働ので、酒はピーナツと一緒に摂取するとよい。
　　タンパク質細胞に。トリプトファンからも。
　　ビタミン B_6，タンパク質、糖質、脂質と仲良し。
　　不足すると肌のかゆみやひび、胃もたれ等を、過剰だと肌赤く、肝臓トラブルも。
　　青背の魚、たらこ、豚牛レバー、鶏ささみ、ピーナッツ等に多い。

(4)　　　　　　　　　　　　（ビタミンB$_5$）：　ストレス解消

　ホルモンづくり助けイライラ解消、ウイルス対抗、コレステロール産生も。

　糖質、脂質、タンパク質をエネルギーに。ビタミンCと肌髪づくりも。

　頭痛、疲労、手足の感覚に不調を。酒やコーヒー嗜好者は摂取を。

　ビタミンC、タンパク質、糖質、脂質と仲良し。

　レバー、鶏もも肉、干ししいたけ、さけ、うなぎ、たらこ、納豆、アボガド等に多い。

　食の安全が保持できる範囲で、できるだけ洗わず、加熱せず摂取する。

(5)　ビタミン　　　　　　　：　タンパク質代謝サポート

　タンパク質をアミノ酸に。爪、皮膚、髪、粘膜の健康に。

　タンパク質、ビタミンB２、ナイアシンと仲良し。

　不足すると、肌荒れ、口内炎、イライラ、不眠も、補助食品で腎結石、感覚トラブルも。

　青背の魚、牛レバー、鶏ささみ肉、バナナ、玄米、卵、牛乳等に多い。

(6)　　　　　　　　　　（ビタミンB$_7$・ビタミンH）：　健康な肌を保つ

　肌、髪、爪を保つ。アトピーの治療でも。糖質、脂質、タンパク質をエネルギーに。

　タンパク質、糖質、脂質と仲良し。

　不足すると、爪もろく、肌くすむ、抜け毛や白髪、だるい、疲れやすくなる。

　抗生物質の長期服薬者は注意。

　レバー、魚介類、ピーナッツ、卵、大豆、納豆等に多い。

(7)　　　　　　　　　　（ビタミンB$_9$・ビタミンM）：　貧血予防

　ビタミンB$_{12}$と赤血球づくりを助け、DNA・RNAづくりをサポート、記憶衰えや物忘れを予防。

　ビタミンB$_{12}$と仲良し。

　妊婦に不可欠、不足すると貧血、肌荒れ、口内炎、胎児異常に。喫煙・飲酒者は多めに。

　鶏牛レバー、菜の花、モロヘイヤ、芽キャベツ、ブロッコリー、ほうれん草、アスパラガス、焼き海苔等に多い。

(8) ビタミン　　　　　　　　：　赤いビタミン、赤血球づくりをサポート

　中枢神経、末梢神経の調整も。めまい、息切れ、肩こり、腰痛を緩和。認知症で少なく。エネルギー不足、悪性貧血、不眠、神経障害に。

　葉酸と仲良し。

　レバー、貝類、さんま、卵、チーズ、牛乳、焼き海苔。肉や魚を食べないと不足気味に。

(9) ビタミン　　　　　　　　：　ウイルス等から身体を守る

　白血球を助け免疫力アップ、コラーゲンの材料になり美肌、活性酸素の働きを抑え老化予防。喫煙者は多めに摂取。

　鉄、ビタミンE、ビタミンAと仲良し。

　不足すると、感染症が悪化、毛細血管がもろく。

　ピーマン、芽キャベツ、ブロッコリー、菜の花、キウイフルーツ、いちご、柑橘類、じゃが芋等に多い。可能であれば、切ってそのまま食べる。

(10) ビタミン　　　　　　　　（レチノールとβカロテン）：　美のビタミン。すべすべ肌に。

　皮膚、髪、爪等の細胞づくり、粘膜の材料に、ウイルス等から防御、目の健康に。

　ビタミンC、ビタミンE、亜鉛と仲良し。

　不足すると、肌荒れ、風邪ひきやすく、暗い場所で目が見えにくくなる。嘔気、頭痛、骨障害に、肝臓に影響、胎児に影響も。サプリメントで取りすぎないようにする。

　鶏豚レバー、あんこうの肝、うなぎ、にんじん、モロヘイヤ、かぼちゃ、ほうれん草、マンゴー等に多い。できるだけ油と一緒に摂取する。

(11) ビタミン　　　　　　　　：　骨の成長を助ける

　カルシウムを助ける、筋肉を動かす、心臓を動かす。日光浴でも。サプリメントによる摂取過剰に注意。

　カルシウムと仲良し。

　不足すると、骨の成長や骨粗鬆症、虫歯に。胎児に影響することも。カルシウムが多いと腎臓にトラブルも。

　あんこうの肝、丸干しいわし、さけ、うなぎ、かれい、さんま、かつお、きのこ類等に多い。

（12）ビタミン　　　　　　　：　血管の掃除者。老化予防

　活性酸素の細胞付着を妨害し老化予防、シミ・シワも、血液サラサラで動脈硬化予防に。血行よくなり冷え性、頭痛、肩こりにも、女性ホルモン、妊娠にも。

　ビタミンC、ビタミンAと仲良し。

　不足すると、身体の酸化、動脈硬化、不妊に。過剰だと肝障害も。

　ナッツ類、植物油、たらこ、うなぎ、モロヘイヤ、かぼちゃ、ほうれん草、アボガド等に多い。

（13）ビタミン　　　　　　　：　止血ビタミン

　止血をサポート、カルシウムの骨への付着を助ける、骨から溶け出すのも抑制。

　カルシウムと仲良し。

　不足すると、鼻血出やすい、虫歯、骨折、骨粗鬆症に。新生児では不足気味に。

　納豆、モロヘイヤ、あしたば、小松菜、ほうれん草、菜の花、キャベツ、わかめ等に多い。

4.　ミネラル

（1）　　　　　　　　　　　　：　骨や歯をつくる。おとなで約1kgにも。

　歩く・走る時に筋肉が動くように、血管壁を強く、血圧下げる。

　ビタミンD、ビタミンK、リン、マグネシウムと仲良し。

　不足すると、虫歯、足がつる、骨折、高血圧、動脈硬化も。

　干しエビ、小魚、牛乳、乳製品、モロヘイヤ、小松菜、水菜、ひじき、ごま等に多い。

（2）　　　　　　　　　　　　　　：　カルシウムのサポート。エネルギーづくり、運動に。

　骨や歯の材料に、エネルギーづくりに、細胞膜で、脳や神経に、後者は筋肉動かす、血圧調整、新陳代謝に。

　リンとカルシウムで1対1、マグネシウムとカルシウムでは1対2に。

　カルシウムと仲良し。

　不足すると、神経の病気に、後者では筋肉痛、心疾患に。インスタント食品や清涼飲料水摂取でリンが過剰に、腎機能に影響、骨粗鬆症に。

　チーズ、魚類、レバー、ナッツ類、大豆、玄米、ほうれん草、ひじき等に多い。

(3) 　　　　　　　　　　　　　　： 　身体の水分の調節。塩味、ナトリウムの調整。

　水分の調整、血圧調整、pHの調節、後者はエネルギーづくりのサポートも。

　不足すると、血液量減少、だるさ、食欲低下、脱力感も。過剰で高血圧、胃がん、心疾患に、不整脈、嘔吐、下痢も。

　食塩、みそ、しょうゆ、梅干し、ほうれん草、アボガド、いも類、納豆、大豆、海藻類等に多い。

(4) 　　　　　　　： 　金属。血液の成分に。

　ヘモグロビンの材料に。1円玉3〜4枚分の量が。ヘム鉄と非ヘム鉄がある。

　ビタミンC、銅と仲良し。

　不足すると、顔色不良、ヘム鉄吸収率高く、非ヘム鉄ではレモンと、過剰では活性酸素が増えて老化が進む、肉好きも注意。

　レバー、牛肉、丸干しいわし、かつお、納豆、小松菜、ひじき、しじみ等に多い。

(5) 　　　　　　　： 　新陳代謝を活発に。ごはんをおいしく。

　細胞づくりに必要な酵素の成分。爪や髪が伸びる、2週間で舌の細胞も新しく、エネルギーづくり、ウイルスからの防御の助けも、男性・女性ホルモンづくりにも、ヒゲが生える、胸が大きくなることにも。

　ビタミンAと仲良し。

　不足すると、肌かさかさ、物忘れ、濃い味を好むように、ダイエットに注意、カップラーメンやレトルト食品の添加物で吸収されにくく、過剰では急性中毒も。

　貝類、豚牛レバー、牛肉、卵、うなぎ、玄米、納豆等に多い。

(6) 　　　　　　　　： 　血液づくりをサポート

　タンパク質が鉄を運ぶ時に助ける、鉄がヘモグロビンの材料になれるようにも、貧血、めまい、動脈硬化、骨粗鬆症にも。

　鉄、タンパク質と仲良し。

　牛レバー、いか、ココア等に多い。

(7) 　　　　　　　　：　愛情ミネラル。身体の代謝をサポート。

　骨づくりや分解、エネルギー化、赤ちゃんをつくることにも。

　タンパク質、糖質、脂質と仲良し。

　不足すると、疲れやすく、骨もろく、赤ちゃんをつくる機能が働きにくく。

　玄米、モロヘイヤ、大豆等に多い。

(8) 　　　　　　　　：　血糖値を下げる。

　インスリンを助ける、血液中のコレステローリや死亡を減らす、糖尿病、生活習慣病に。

　青のり、ひじき、さば等に多い。

(9) 　　　　　　　　：　肝臓や腎臓を助ける。身体のゴミの排泄を手伝う。

　古い細胞やエネルギーの燃えカスを尿酸に、肝臓でつくられ腎臓から排泄。神経に障害が、関節痛にも。

　納豆、大豆、玄米等に多い。

(10) 　　　　　　　　：　細胞の老化を予防、生活習慣病を予防。

　老化物質の活性酸素を取り除くグルタチオンペルオキシダーゼの材料に、シワ、白髪に、血管もろく、病気に、老化予防に。

　ビタミンC、βカロテン、ビタミンEと仲良し。

　かれい、かつお、あんこうの肝等に多い。

(11) 　　　　　　　　：　甲状腺ホルモンの材料。子どもの発育・発達に。

　エネルギーづくり、細胞の代謝、体温上昇、髪、肌を美しく保つ、甲状腺疾患に。

　こんぶ、ひじき、わかめ等に多い。

「身体の健康A」第14講

身体の健康と生命の誕生

1. 今日の目標
 （1）身体の健康と生命の誕生に関して説明できる。

2. 生命の誕生

　子ども・おとなの健康と生命の誕生

「身体の健康A」第15講

まとめと評価

第4講：　「肝臓」の機能について説明して下さい。

第6講：　脾臓は「身体の掃除機」といわれることがあります。
　　　　　その理由を示して下さい。

第8講：　腎臓の「造血作用」について説明して下さい。

第9講：　「PMS」（月経前症候群）について説明して下さい。

第10講：　脳の精神活動における「右脳」と「左脳」の役割分担について説明して下
　　　　　さい。

　　　　　　　人の脳の特性には、前頭前野が非常に発達していることが挙げられます。
　　　　　「前頭前野」について説明して下さい。

第11講：　聴覚にかかわる耳を構成する「内耳」について説明して下さい。

第13講：　「葉酸」は貧血の予防を助けるといわれています。
　　　　　その理由を説明して下さい。

　　　　　　　「セレン」の作用を説明したうえで、セレンを食品から摂取するためのメニュ
　　　　　ーを一つ挙げて下さい。

第Ⅱ部　身体のはたらきにかかわる探究

「身体の健康 B」第 1 講

ガイダンス

1.　今日の目標
　(1)「身体と健康 B」の目標、内容、方法および評価について説明できる。

2.　　「身体の健康 B」の目標

3.　　「身体の健康 B」の内容

4.　　「身体の健康 B」の方法
　　　課題の提供、

　　　調査・検討、

　　　報告・共有

5.　　「身体の健康 B」の評価
　　　参加態度、課題および試験を総合的に評価

6. 「身体の健康 B」と私

「身体の健康 B」第 2 講

身体の健康と 21 世紀の日本における健康

1.　今日の目標
　（1）21 世紀の日本の健康について説明できる。

2.　背景

3.　健康観の多様化

　　健康　＝

4.　社会の動向
　（1）国
　2000 年　21 世紀における国民健康づくり運動（健康日本 21）

　2002 年　健康増進法　制定

　2013 年　健康日本 21　第 2 次

（2）企業等

2000 年代後半〜

　従業員の健康の維持・増進、　生産性の向上、　企業価値の発展。

　　心理面を含む従業員の健康の確保、　企業の従業な課題に。

2015 年　経済産業省　　健康経営優良法人認定制度、　健康経営銘柄選定・公表

2015 年　日本健康会議　結成　　　経済、医療、健保組合等、民間組織と自治体が連携。

　「予防・健康づくりで、住民を対象にしたインセンティブを推進する自治体を 800 市町村以上にする。」、

　「健康保健組合など保険者と連携して健康経営に取り組む企業を 500 社以上にする」

　等の目標を設定。

★「Smart Wellness City」の進行

　健康で、生きがいをもち、豊かな生活を営むことが健康であると捉え、その実現をまちづくり政策の中核に据える。

　首長により研究会を組織、協働して実現に取り組む。

　　例：大阪府高石市「健康ポイント事業」

5.　課題

　人材・資源の限界

　研究成果の活用

　　★「データヘルス」の推進

　　★「ICT」、「AI」の活用

Cf.　「身近な健康づくりと私達」について

「身体の健康 B」第 3 講

身体の健康と日本における健康にかかわる経営

1．今日の目標
（1）健康経営について説明できる。

2．市民の健康増進と地域活性化を目指す取組
（1）山形県上山（かみのやま）市
　　2008 年度「上山型温泉クアオルト事業」

　　　健康ウォーキングを毎日開催。

　　　クアオルト膳・弁当を開発。

　　　「宿泊型新保健指導ツアー」

3．社員の健康支援を通して企業価値を高める取組
（1）株式会社　大京

　　2014 年「大京健康プログラム」

　　　「健康ランチ」の提供

（2）SCSK 株式会社

　　2009 年　健康増進施策

　　2013 年　スマートワーク・チャレンジ 20

　　2015 年　就業規則に「健康経営」の章を新設

　　　　　　社内クリニックの整備

（3）オムロン　ヘルスケア　株式会社

　　2009 年　オムウォーク

　　2017 年　オムロン　ゼロイベントチャレンジ

Cf. 音楽にかかわる経営における身体の健康支援の実際

「身体の健康 B」第 4 講

　　　　　　身体の健康にかかわる健康な社会づくりと大学

1.　今日の目標
　（1）健康な社会づくりと大学について説明できる。

2.　大学における取組
　　・Waseda's　Health　Study

　・坂本龍一氏　「健康音楽」（2016）
　　　「音楽と健康」の体験、参加型イベント

　・YAMAHA　「ウェルネス　プログラム」
　　　音楽を活用した適切な運動

　・一般社団法人日本音楽健康協会
　　　「健康カラオケ」等

Cf. 健康な社会づくりのために大学として取り組みたい実践

「**身体の健康B」第5講**

睡眠負債と健康1

1. 今日の目標
 （1）睡眠負債について説明できる。

2. 睡眠負債とは
  慢性的な睡眠不足の蓄積

3. 背景

4. 影響

  ★「嫌な記憶を消去する働き」

5. 方策

　最善な睡眠時間は人によって異なる。

　★「いつもの就寝時間より 15 分ずつ寝る時間を増やす」

　★「睡眠の質を上げる行動」

Cf. 睡眠負債にかかわる評価

「身体の健康B」第6講

睡眠負債と健康2

1. 今日の目標
 (1) 睡眠負債について検討できる。

2. 睡眠負債と健康について検討してみましょう。

老化と健康1

1.　今日の目標
　（1）老化と健康について説明できる。

2.　老化の要因

　　「酸化（さび）」と「糖化（体内の糖質とタンパク質等の加熱、こげ）」に因る。

3.　老化のメカニズム
　　「老化は有性生殖の生物に特有」（単細胞生物は老化しない。）

　　「そこまで長生きしている人にとって、食生活や環境等が病気になる要因になりにくい。」

4.　老化の予防

遺伝子はほぼ同じ形状で何億年も受け継がれる。(遺伝子的には「老化しない」ともいえる。)

　「空腹を感じてから食べる」

　「バランスよくいろいろな食材を食べる」

　「炭水化物を最後に食べる」

　「運動を日常的に続ける」

　「適度なストレスとつきあう」

Cf. 老化のメカニズムと予防

「身体の健康 B」第 8 講

老化と健康 2

1. 今日の目標
 （1）老化と健康について検討できる。

2. 老化と健康について検討してみましょう。

「身体の健康 B」第 9 講

メタボリック症候群（シンドローム）と健康 1

1. 今日の目標
（1）メタボリック症候群と健康について説明できる。

2. メタボリック症候群とは
　　内臓の周りに脂肪が蓄積した状態。
　　脂質異常、高血圧、高血糖の症状の幾つかを併発。

3. 影響

4. メタボリック症候群と運動の効果
　　「目的によって効果的な運動が異なる」

　　　　肥満（過体重）の予防：　どんな運動でもよい。

　　　　肥満の解消：　中等度強度の運動が最適。

　　　　筋力 Up：　中等度強度の運動　＋　関節の屈曲・伸展を繰り返す運動が効果的。

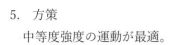

5. 方策

中等度強度の運動が最適。

Cf. メタボリック症候群の予防・方策と健康

「身体の健康 B」第 10 講

メタボリック症候群（シンドローム）と健康 2

1．今日の目標
（1）メタボリック症候群と健康について検討できる。

2．　メタボリック症候群と健康について検討してみましょう。

「身体の健康 B」第 11 講

体内時計の乱れと健康 1

1. 今日の授業の目標
 （1）体内時計の乱れと健康について説明できる。

2. 体内時計のメカニズムとは
 1 日のリズムを刻むメカニズムが、夜暗くなると眠く、朝明るくなると目が覚める仕組み。

3. 影響
 1 日 24.5 時間で刻む体内時計と、1 日 24 時間のサイクルがうまく噛み合う生活をする。

 ★「社会的時差ボケ」

4.　方策

　メインの体内時計の働きを正常に保つ。

　各細胞に存在するサブの体内時計が正しく動く。

　「一番長い絶食後の食事が体内時計の調節効果を高める。」

Cf. 体内時計の乱れと健康

「身体の健康B」第12講

体内時計の乱れと健康 2

1.　今日の目標
　（1）体内時計の乱れと健康について検討できる。

2.　　体内時計の乱れと健康について検討してみましょう。

「身体の健康 B」第 13 講

座り過ぎと健康 1

1.　今日の目標
（1）座り過ぎと健康について説明できる。

2.　背景

3.　影響
　　喫煙、過度のアルコール摂取、不健康な食生活と同程度の健康リスク

4.　原因
　　全身の血流量の低下

5. 方策

　日常的に努力

Cf. 座りすぎにかかわる健康支援

「**身体の健康B**」第 14 講

座り過ぎと健康 2

1.　今日の目標
　（1）座り過ぎと健康について検討できる。

2.　　座り過ぎと健康について検討してみましょう。

「身体の健康 B」第 15 講

まとめと評価

第 2 講：　「データヘルス」の推進にはどのような例があるか、挙げて下さい。
　　　　「データヘルス」の推進を音楽活動にどのように活用できるか、示して下さい。

第 3 講：　社員の健康支援をとおして企業価値を高める活動の例を示して下さい。
　　　　　音楽にかかわる企業ではどのような支援が可能か、例を挙げて下さい。

第 4 講：　健康な社会づくりを進める大学の実践例を紹介して下さい。
　　　　　音楽大学ではどのような支援ができるか、示して下さい。

第 5 講：　「睡眠負債」の影響について説明して下さい。
　　　　「睡眠負債」にどのような方策を講じることができるか、挙げて下さい。

第 7 講：　人はなぜ「老化」するのか、要因を説明して下さい。
　　　　　「老化」を予防するための方策を挙げて下さい。

第 9 講：　「メタボリック症候群」の方策としての運動について説明して下さい。

第 11 講：　「体内時計」の乱れを整える方策を挙げて下さい。

第 13 講：　「座り過ぎ」が健康に与える影響について説明して下さい。
　　　　　「座り過ぎ」により健康に与える影響を緩和するための方策を示して下さい。

第Ⅰ部

第1回　課題用紙

番号：　　　　　　　　　　　氏名：

第 2 回　課題用紙

番号：　　　　　　　　　　　　氏名：

第 3 回　課題用紙

番号：　　　　　　　　　　　　氏名：

第 4 回　課題用紙

番号：　　　　　　　　　　　　　　氏名：

第 5 回　課題用紙

番号：　　　　　　　　　　　　氏名：

第 6 回　課題用紙

番号：　　　　　　　　　　　　氏名：

第 7 回　課題用紙

番号：　　　　　　　　　　　　氏名：

第8回　課題用紙

番号：　　　　　　　　　　　　氏名：

第 9 回　課題用紙

番号：　　　　　　　　　　　氏名：

第 10 回　課題用紙

番号：　　　　　　　　　　　　氏名：

第 11 回　課題用紙

番号：　　　　　　　　　　　氏名：

第 12 回　課題用紙

番号：　　　　　　　　　　氏名：

第 13 回　課題用紙

番号：　　　　　　　　　氏名：

第 14 回　課題用紙

番号：　　　　　　　　　　　　氏名：

第 15 回　課題用紙

番号：　　　　　　　　　　　氏名：

第Ⅱ部

第 1 回　課題用紙

番号：　　　　　　　　　　　　氏名：

第 2 回　課題用紙

番号 :　　　　　　　　　　　氏名 :

第 3 回　課題用紙

番号：　　　　　　　　　　氏名：

第 4 回　課題用紙

番号：　　　　　　　　　　氏名：

第 5 回　課題用紙

番号：　　　　　　　　　　　　　氏名：

第 6 回　課題用紙

番号：　　　　　　　　　　　氏名：

第 7 回　課題用紙

番号：　　　　　　　　　　　　氏名：

第 8 回　課題用紙

番号：　　　　　　　　　　　氏名：

第 9 回　課題用紙

番号：　　　　　　　　　　　　氏名：

第 10 回　課題用紙

番号：　　　　　　　　　　氏名：

第 11 回　課題用紙

番号：　　　　　　　　　　　　　氏名：

第 12 回　課題用紙

番号：　　　　　　　　　　　　　　氏名：

第 13 回　課題用紙

番号：　　　　　　　　　　　　氏名：

第 14 回　課題用紙

番号：　　　　　　　　　　　　氏名：

第 15 回　課題用紙

番号：　　　　　　　　　　　　氏名：

【著者紹介】

山本智子　YAMAMOTO, Tomoko.

国立音楽大学音楽学部　准教授　博士（子ども学）.

教職課程.

キャリアコンサルタント.

早稲田大学大学院文学研究科人文科学専攻博士後期課程　単位取得退学.

白梅学園大学大学院子ども学研究科博士課程　学位取得退学.

専門は、小児保健学，健康科学，特別支援教育学，病児保育学.

主な著書に、単著『子どもの保健』(北樹出版)，単著『子どもの健康と安全』(開成出版)，単著『子どもが医療に参加する権利』(講談社)，共編著『乳児保育の基礎と実践』(大学図書出版)，共編著『よくわかる障害児保育』(大学図書出版)，共著『教師と学生が知っておくべき特別支援教育』(北樹出版)，共著『生命・人間・教育(埼玉学園大学研究叢書第 14 巻)』(明石書店)，他.

身体の健康　講義ノート　—表現活動を長く楽しむために—

2020 年 4 月 1 日　第 1 版第 1 刷発行 ©

著　者　　山本　智子

発行者　　早川　偉久

発行所　　開成出版株式会社

　　　　　〒101-0052　東京都千代田区神田小川町 3 丁目 26 番 14 号

　　　　　TEL. 03-5217-0155　FAX. 03-5217-0156

ISBN978-4-87603-528-1　C3037